FOGÃO LENTO

80 Receitas Para Amantes De Comida

(Inclui Receitas De Sopa)

Alan Terrill

Traduzido por Daniel Heath

Alan Terrill

Fogão lento: 80 Receitas Para Amantes De Comida (Inclui Receitas De Sopa)

ISBN 978-1-989837-93-1

Termos e Condições

De modo nenhum é permitido reproduzir, duplicar ou até mesmo transmitir qualquer parte deste documento em meios eletrônicos ou impressos. A gravação desta publicação é estritamente proibida e qualquer armazenamento deste documento não é permitido, a menos que haja permissão por escrito do editor. Todos os direitos são reservados.

As informações fornecidas neste documento são declaradas verdadeiras e consistentes, na medida em que qualquer responsabilidade, em termos de desatenção ou de outra forma, por qualquer uso ou abuso de quaisquer políticas, processos ou instruções contidas, é de responsabilidade exclusiva e pessoal do leitor destinatário. Sob nenhuma circunstância qualquer, responsabilidade legal ou culpa será imposta ao editor por qualquer reparação, dano ou perda monetária devida às informações aqui contidas, direta ou indiretamente. Os respectivos autores são proprietários de todos os direitos autorais não detidos pelo editor.

Aviso Legal:

Este livro é protegido por direitos autorais. Ele é designado exclusivamente para uso pessoal. Você não pode alterar, distribuir, vender, usar, citar ou parafrasear qualquer parte ou o conteúdo deste ebook sem o consentimento do autor ou proprietário dos direitos autorais. Ações legais poderão ser tomadas caso isso seja violado.

Termos de Responsabilidade:

Observe também que as informações contidas neste documento são apenas para fins educacionais e de entretenimento. Todo esforço foi feito para fornecer informações completas precisas, atualizadas e confiáveis. Nenhuma garantia de qualquer tipo é expressa ou mesmo implícita. Os leitores reconhecem que o autor não está envolvido na prestação de aconselhamento jurídico, financeiro, médico ou profissional.

Ao ler este documento, o leitor concorda que sob nenhuma circunstância somos responsáveis por quaisquer perdas, diretas ou indiretas, que venham a ocorrer como resultado do uso de informações contidas neste documento, incluindo, mas não limitado a, erros, omissões, ou imprecisões.

Índice

Parte 1

INTRODUÇÃO

Slow Cookers (uma panela de cozimento lento) estão tendo o ressurgimento da popularidade. Slow Cookers não são mais vistas como um método ultrapassado de cozinhar, pelo menos até agora; as receitas tem deixado algo a desejar...

Uma slow cooker básica é redonda ou oval e tem uma tampa de vidro. A panela é feita de cerâmica vidrada ou porcelana, cercada por um invólucro de metal que contém o elemento de aquecimento elétrico.

A tampa é geralmente feita de vidro e fica em uma ranhura na borda da panela; é onde que o vapor condensado se acumula e dá uma vedação de baixa pressão à panela. O conteúdo da slow cooker é, portanto, ligeiramente pressurizado.

A maioria das slow cookers tem dois ajustes de calor (baixo e alto); e não tem controle de temperatura. Elas simplesmente transferem calor constante ao conteúdo.

Vantagens

Há muitas vantagens em usar umaslow cooker, incluindo poder usar cortes de carne mais baratos (que são adequados para cozimento). Esses cortes costumam ser mais saborosos do que os guisados usando cortes caros de carne, já que a cozedura lenta geralmente amacia a carne. A baixa temperatura de cozimento lento torna quase impossível queimar alimentos, mesmo que você cozinhe por muito tempo; no entanto, há uma tendência de algumas carnes e vegetais ficarem quase sem gosto quando cozidos demais.

Eu amo minha slow cooker porque posso colocá-la para cozinhar lentamente antes de sair para o trabalho, e estará pronto no meu retorno.

Também reduz a lavagem à medida que tudo é cozido numa única panela e a baixa temperatura de cozedura e a panela envidraçada tornam a limpeza bem fácil.

Maryanne

Equipamento

Você obviamente precisará de umaslow cooker, mas também precisará de um prato ou tigela que caiba dentro da slow cooker (para pudins cozidos no vapor) e eu acho o meu Processador de Alimentos de grande valor.

Além disso, você só precisará do seu equipamento de cozinha habitual, incluindo facas, pratos, tábuas de cortar etc.

Tipos de Slow Cooker

Aqui estão algumas dicas para ajudá-lo:

- Se você estiver cozinhando pão de ló ou pudim, tente não levantar a tampa durante o tempo de cozimento ou a condensação irá escorrer pelos lados e criar manchas úmidas no topo do pudim.

- Se você estiver cozinhando um pudim cozido no vapor, cubra o vaporizador com uma tampa feita de papel plissado e depois papel alumínio para induzi-lo a subir enquanto cozinha.

RECEITAS

Arroz Doce

Ingredientes

- 200g de arroz
- raspas de 1 limão
- rapas de 1 laranja
- 1 litro leite integral
- 100g de açúcar refinado
- 85g de passas ou sultanas
- 1 ramo de canela
- 100g de açúcar mascavo castanho claro
- 3 colheres de sopa de creme de leite

Instruções

1. Coloque o arroz na slow cooker com 500ml de água e as raspas de limão e laranja.
2. Cozinhe em fogo alto por cerca de 1 hora e, em seguida, misture o leite e o açúcar.
3. Cozinhe por 2 horas em fogo alto, até que o arroz esteja macio e o molho tenha engrossado.
4. Em uma panela pequena coloque as passas, canela, mascavo e 100ml de água.

5. Aqueça suavemente até o açúcar derreter e depois borbulhar até ficar homogêneo.
6. Retire do fogo e misture o creme de leite, depois deixe esfriar na panela.
7. Para servir, divida o arroz doce em 8 taças e cubra com uma colherada de passas.

Compota de Maçã

Ingredientes

- 100g de manteiga sem sal
- 750g de maçãs verde, descascadas e picadas
- 100g de açúcar refinado
- 1 vagem aberta de baunilha

Instruções

1. Pré aqueça a slow cooker em alta temperatura e adicione a manteiga.
2. Quando começar a derreter adicione as maçãs, o açúcar e a vagem de baunilha.

3. Cozinhe em fogo baixo por 2 horas ou até obter uma textura espessa.

4. Remova a vagem de baunilha e reserve para uso posterior.

5. Sirva com iogurte Grego grosso.

Muffin de Pêssego

Ingredientes

- 60g de açúcar refinado para o caramelo
- 40g de manteiga sem sal derretida
- 410g de pêssego em calda enlatado, escorrido, mas mantenha 50ml de caldada lata
- 320g de farinha de trigo com fermento
- 2 pitadas de sal
- 70g de açúcar refinado
- 568ml de leite
- 2 ovos médios
- Chantilly para servir

7

Instruções

1. Coloque 60g de açúcar na slow cooker e cozinhe em fogo baixo até que o açúcar derreta e se transforme em um caramelo leve.

2. Adicione as metades de pêssego ao prato, com o lado plano para baixo.

3. Em uma tigela separada, misture o sal, a farinha de trigo e o açúcar de confeiteiro.

4. Em seguida, adicione o leite, os ovos e a calda de 50 ml e bata levemente.

5. Volte a colocar o prato de cerâmica da slow cooker no suporte e unte o interior com manteiga derretida.

6. Em seguida, despeje a mistura de massa sobre os pêssegos com caramelo.

7. Coloque a tampa no topo e deixe cozinhar em fogo baixo por 2-3 horas.

8. Sirva com uma colherada grande de chantilly por cima.

Pudim Esponja no Vapor

Ingredientes

- 100g de farinha de trigo com fermento
- 100g de açúcar refinado
- 100g de manteiga amolecida
- 2 ovos caipiras
- 25 ml de leite
- 4 colheres de sopa de mel
- 1 colher de chá de gengibre

Instruções

1. Unte e polvilhe com farinha quatro tigelas de cerâmica (que caberão todas naslow cooker).
2. Misture a farinha de trigo, o açúcar, a manteiga, os ovos e o leite no processador de alimentos e bata até obter uma massa homogênea.
3. Em uma tigela separada misture o mel e o gengibre moído e coloque uma colher na base de cada tigela.
4. Despeje a mistura da esponja por cima.

5. Coloque as tigelas na slow cooker e, em seguida, encha com água a metade das tigelas.

6. Cozinhe em fogo baixo por 2 horas.

7. Para servir, despeje o pudim esponja em um prato e coloque um pouco de creme.

Pão de Ló com Cítrica e Mel

Ingredientes

- 2 colheres de sopa de mel, mais 1 colher de sopa extra
- 1 limão, raspas e polpa fatiada em rodelas
- 1 laranja, raspas e polpa fatiada em rodelas
- 110 g de açúcar refinado
- 110g de farinha de trigo fermentada
- 125g de manteiga macia, além de extra para untar
- 1 ovo caipira

Instruções

1. Coloque as raspas de laranja e limão, açúcar, farinha, manteiga, ovo e mel em um processador de alimentos e misture até ficar homogêneo.

2. Unte uma pequena tigela à prova de fogo (que ficará dentro da slow cooker) com manteiga e pincele com o mel extra.

3. Forre a taça com as rodelas de laranja e limão.

4. Deite a massa do pão no copo e cubra com filme plástico.

5. Coloque a tigela na slow cooker e cozinhe em fogo baixo por 4 horas, ou até que o pão de ló esteja cozido.

Pão de Ló de Frutos Silvestres

Ingredientes

- 500g de frutos silvestres congelados
- 2 colheres de sopa de açúcar
- 225g de farinha de trigo
- 225g de manteiga
- 225g de açúcar

• 4 ovos

Instruções

1. Coloque as frutas todas em uma tigela refratária e polvilhe com o açúcar.

2. Pré aqueça a slow cooker por 15 minutos em fogo alto e, em seguida, encha-a 1/3 com água fervente.

3. Coloque o restante dos ingredientes em um processador de alimentos e misture.

4. Despeje a mistura do pão uniformemente sobre a fruta.

5. Coloque a tigela na slow cooker e cozinhe em fogo baixo por 4 horas.

6. Sirva com um fio de creme fresco.

Pudim de Banana e Passas

Ingredientes

• 3 bananas maduras, amassadas
• 150g de manteiga sem sal, além de extra para untar
• 1 vagem de baunilha, aberta, sementes raspadas
• 175 g de açúcar refinado

- 2 ovos caipiras, batidos
- 175g de farinha de trigo com fermento
- 75g de passas douradas
- 50g de cerejas cristalizadas, picadas

Instruções

1. Pré-aqueça a slow cooker em fogo alto por 15 minutos.

2. Unte seis tigelas com manteiga.

3. Em seguida, em uma tigela, misture a manteiga e o açúcar, usando uma colher de pau, até que a mistura fique pálida e fofa.

4. Aos poucos, adicione os ovos e bata-os na mistura, certificando-se de que cada adição de ovo tenha sido totalmente misturada antes de adicionar a seguinte.

5. Adicione a farinha, as sementes de baunilha, as passas douradas, as cerejas cristalizadas picadas e a banana amassada e mexa bem.

6. Divida a massa igualmente entre as tigelas preparados.

7. Coloque-as na slow cooker (quantos couber) e adicione água fervente suficiente para chegar até a metade dos lados dos moldes da tigela.

8. Cozinhe em fogo baixo por 3 horas, ou até que um espeto inserido no centro de cada pudim saia limpo.

Pudim de Pão de Ló

Ingredientes

Para o pão
• 75g de açúcar refinado
• 75g de manteiga sem sal, amolecida, mais extra para untar
• 50g de amêndoas
• 75g de farinha de trigo com fermento
• 2 colheres de sopa de leite

Para a calda de frutas
• 200g de frutas mistas, descongeladas
• 1 colher de sopa de açúcar refinado
• 1 colher de sopa de licor Kirsch

Instruções

1. Primeiro coloque o açúcar, manteiga e amêndoas em um processador de alimentos e misture.

2. Adicione a farinha de trigo e leite suficiente para unir e misture novamente.

3. Prepare uma tigela de pudim untando com manteiga e polvilhe com farinha.

4. Despeje a mistura do pão e coloque a tigela na slow cooker.

5. Cozinhe em fogo baixo por 4 horas.

6. Enquanto isso, para fazer a calda de frutas, coloque as frutas, o açúcar refinado e o Kirsch em uma frigideira em fogo médio.

7. Deixe ferver e cozinhe por cinco minutos.

8. Para servir, vire o pudim em um prato e despeje sobre ele a calda de frutas quente.

Pudim de Tortilha

Ingredientes

- 8 tortilhas de farinha
- 125g de cranberries secos
- 50g de manteiga
- 50g de açúcar refinado
- 250ml de leite
- 250ml creme de leite
- 3 ovos
- Algumas gotas de essência de baunilha
- 3 colheres de sopa de geleia de cranberry
  Mergulhe os cranberries na água durante a noite.

Instruções

1. Unte levemente a tigela da slow cooker com um pouco de manteiga.

2. Espalhe a manteiga restante sobre as tortilhas e corte em fatias.

3. Coloque metade das tortilhas na slow cooker e espalhe sobre os cranberries.

4. Cubra com as tortilhas restantes.

5. Em seguida em uma tigela separada misture o leite, creme de leite, açúcar, ovos e baunilha e despeje sobre as tortilhas.

6. Cozinhe na slow cooker em fogo baixo por 45 minutos ou até ficarem dourados.

7. Transfira para o forno normal se quiser dourar o topo.

8. Aqueça a geleia de cranberry e espalhe levemente por cima.

Pudim de Chocolate Cozido no Vapor

Ingredientes

- 50g de chocolate puro sem açúcar
- 115g de farinha de trigo
- 115g de açúcar refinado
- 1 colher de sopa de cacau em pó sem açúcar
- 125 ml de leite desnatado
- 1 ovo
- 1 colher de chá de fermento em pó
- ½ colher de cháde noz-moscada ralado
- 100g de avelã, torrada e picada

• margarina, para untar

Instruções

1. Derreta o chocolate em uma tigela sobre uma panela de água quente.

2. Em um processador de alimentos, misture os ingredientes restantes, exceto as avelãs, e misture por alguns minutos a baixa velocidade.

3. Adicione o chocolate derretido e misture novamente em alta velocidade. Acrescente as avelãs.

4. Unte levemente uma tigela para pudim com margarina.

5. Coloque a massa na vasilha e cubra-a com uma tampa ou uma folha untada de papel alumínio firmemente amarrada com barbante.

6. Coloque a vasilha no fundo da tigela da slow cooker.

7. Despeje água fervente na tigela até que chegue três quartos da lateral da vasilha.

8. Cozinhe em fogo baixo por cerca de 2 - 2,5 horas ou até que um palito saia limpo.

9. Retire o pudim da panela e deixe esfriar por dez minutos.

10. Passe uma faca ao redor da borda para soltar e inverter em uma travessa.

11. Sirva com creme de baunilha.

Pudim Pão com Manteiga

Ingredientes

- 2 ovos ligeiramente batidos
- 570ml de leite
- 1 baunilha
- ½ colher de chá de Canela
- ¼ colher de chá de Sal
- 300g de pão em cubos (3cm)
- 85g de açúcar mascavo
- 50g de passas

Instruções

1. Na tigela, misture os ovos, o leite, a baunilha, a canela, o sal, o pão, o açúcar e as passas.

2. Em seguida, despeje a mistura na tigela da panela.

3. Cubra e cozinhe na slow cooker em fogo alto por 2 horas.

4. Sirva o pudim quente com sorvete.

Pudim Esponja de Abacaxi

Ingredientes

- 175g de manteiga, amolecida, mais extra para untar
- 4 colheres de sopa de melado
- 175 g de açúcar refinado
- 175g de farinha de trigo com fermento
- 3 ovos de galinha caipira
- 125g de abacaxi picado

Instruções

1. Unte quatro pequenas tigelas de cerâmica com manteiga.

2. Espalhe o melado no fundo delas.

3. Em um processador de alimentos, misture a manteiga, o açúcar, o trigo e os ovos até ficar homogêneo.

4. Adicione o abacaxi e bata novamente até ficar homogêneo.

5. Divida a mistura entre as tigelas.

6. Coloque na panela da slow cooker e cozinhe por 2 horas em fogo baixo (ou até que um palito saia limpo).

7. Para servir, retire o pudim esponja e adicione uma colher de sorvete de baunilha.

Pudim Roly Poly

Ingredientes

- 150g de farinha de trigo
- 75g de óleo vegetal
- 100 ml de água fria
- 1 pitada de sal
- 5 colheres de sopa de geleia de ameixa

Instruções

1. Misture o trigo, o óleo e o sal juntos em uma tigela grande. Adicione água suficiente para fazer uma massa macia, mas não pegajosa.

2. Amasse levemente em uma tábua levemente enfarinhada por alguns minutos antes de desenrolá-la em uma espessura de 1 cm / ½ pol. E em uma forma quadrada de 20 cm / 8 pol.

3. Espalhe uma espessa camada de geleia sobre um lado da massa, deixando uma borda de 1cm / ½cm, que você umedece com um pouco de água.

4. Enrole levemente, apertando as extremidades ao mesmo tempo para impedir que a geleia de vazar.

5. Coloque o rolo em uma vasilha para pudim levemente untada com manteiga (pode ser necessário cortá-lo em dois ou envolvê-lo).

6. Coloque a bacia do pudim na tigela da panela e acrescente água fervente (na metade da tigela do pudim).

7. Cozinhe em fogo alto por 1 hora.

8. Sirva uma fatia espessa única, com creme de baunilha.

Spotted Dick

Ingredientes

- 175g de groselha
- 85g de uva passa sultanas
- 1½ colher de sopa de casca de laranja ralada

- 2 colheres de sopa de suco de laranja fresco
- 280g de farinha de trigo
- 140g de óleo
- 1 colher de chá de sal
- 2 colheres de chá de fermento em pó
- 200 ml de leite
- manteiga, para untar
- sorvete de baunilha, para servir

Instruções

1. Em uma tigela, misture os frutos secos, gengibre picado, casca de laranja e suco e reserve.

2. Em outra tigela, misture o trigo, o óleo, o sal e o fermento.

3. Adicione o leite, misturando à medida que o adiciona, até a massa se unir (e você conseguir rolar). Adicione mais leite, se necessário.

4. Escorra a fruta e enrole a massa em um retângulo espesso e polvilhe sobre metade da fruta drenada.

5. Dobre a massa ao meio e polvilhe metade da fruta restante. Abra-a novamente e repita com o restante da fruta.

6. Forme uma salsicha e coloque na base untada com manteiga da slow cooker.

7. Cozinhe por 3 horas em fogo baixo.

8. Sirva em fatias com uma colher de sorvete de baunilha.

Pudim Esponja de Geleia

Ingredientes

- 50g de geleia de morango ou framboesa
- 175g de manteiga, amolecida, mais extra para untar
- 50g de melado
  - 75 g de açúcar refinado
- 3 ovos caipiras, levemente batidos
- 175g de farinha de trigo com fermento
- 40 g de geleia de morango ou framboesa

Instruções

1. Espalhe manteiga no interior de uma vasilha para o pudim.

2. Coloque a geleia na base da vasilha do pudim e reserve.

3. Em um processador de alimentos, bata a manteiga, o melado e o açúcar juntos até que fiquem leves e fofos.

4. Bata metade dos ovos, seguido por metade do trigo e quando bem misturado, adicione os ovos restantes e farinha.

5. Adicione um pouco de leite se a mistura estiver muito espessa.

6. Coloque a mistura na vasilha do pudim e alise a superfície com as costas de uma colher.

7. Adicione à tigela da slow cooker e adicione água fervente ao redor da vasilha (até atingir a metade dela)

8. Cozinhe em fogo baixo por 3 horas. (O pudim está pronto quando um palito inserido no centro do pudim sair limpo).

9. Para servir, coloque a geleia extra sobre o pudim, corte em fatias grossas e sirva com creme.

Pudim Esponja de Melado

Ingredientes

- 175 g de manteiga sem sal, amolecida
- 1 colher de sopa de pão ralado branco fresco (farinha de rosca).

- 175 g de açúcar refinado
- 3 ovos grandes, batidos
- Cascas de 1 limão
- 4 colheres de sopa de melado
- 175g de farinha de trigo com fermento
- 2 colheres de sopa de leite

Instruções

1. Use uma pequena porção de manteiga para untar bem uma vasilha de pudim de 1 litro.

2. Em uma tigela pequena, misture a calda (melado) com a farinha de rosca e, em seguida, despeje na vasilha do pudim.

3. Bata a manteiga com o açúcar e as raspas até ficar leve e fofa e, em seguida, adicione os ovos gradualmente.

4. Acrescente a farinha e, finalmente, adicione o leite.

5. Coloque a mistura em um pequeno prato que ficará dentro da slow cooker.

6. Encha a slow cooker com água fervente ao redor dos lados.

7. Cozinhe em fogo alto por 4 horas até que um palito saia limpo.

Sobremesa de Lima &Limão

Ingredientes

• 180g de Manteiga, amolecida
• 180 g de açúcar refinado
• 80g de farinha de trigo com fermento
• 1 / 1/2 colher de sopa de casca de limão
• 1 / 1/2 colher de sopa de casca de lima
• 3 colheres de sopa de suco de limão
• 3 colheres de sopa de suco de lima
• 3 gemas de ovo
• 360ml de leite
• 4 claras de ovos

Instruções

1. Em um processador de alimentos, bata a manteiga e o açúcar até ficar leve e fofo.
2. Misture o trigo e as cascas e sucos de limão e lima.
3. Misture as gemas e o leite em uma tigela separada e acrescente na mistura de manteiga.
4. Bata as claras até ficarem firmes e depois acrescente na massa.

5. Mergulhe a mistura em uma tigela à prova de fogo levemente untada e cubra com papel alumínio.

6. Despeje uma xícara de água na slow cooker, coloque a tigela de pudim.

7. Cubra e cozinhe em fogo baixo por 5-6 horas (O pudim está pronto quando um palito inserido no centro do pudim sair limpo).

8. Sirva com creme ou sorvete.

Pudim de Chocolate

Ingredientes

- 100g de manteiga sem sal derretida
- 120ml de leite
- 1 ovo
- 125g de farinha de trigo com fermento
- 2 colheres de cacau
- 70g de açúcar refinado
- 2 colheres de cacau em pó
- 170g de açúcar mascavo
- 480ml de água fervente

Instruções

1. Em uma tigela, misture a manteiga, o leite e o ovo.
2. Em uma tigela grande separada, peneire a farinha de trigo e o cacau juntos e misture o açúcar.
3. Adicione gradualmente a mistura de manteiga / ovo na mistura do trigo e misture bem.
4. Coloque em uma tigela de pudim e coloque na slow cooker (não é necessário água ao redor da tigela).
5. Para a calda, junte o cacau eo açúcar mascavo e polvilhe por cima da mistura de pudim.
6. Cuidadosamente despeje água fervente sobre a mistura
7. Tampe e cozinhe em fogo baixo por 5-6 horas. (O pudim está pronto quando um palito inserido no centro do pudim sair limpo).
8. Sirva quente com sorvete.

Pudim de Cereja Preta

Ingredientes

- 50g de Manteiga
- 50g de açúcar refinado
- 50g de farinha de trigo com fermento
- 1 ovo
- 1 colher de sopa de cacau
- ¼ colher de chá de fermento em pó
- 1 x 425g de cerejas pretas sem caroço, secas
- 150 ml de creme de leite

Instruções

1. Pré aqueça a slow cooker por 5 minutos.
2. Unte o interior de quatro tigelas com manteiga e forre a base de cada um com um pedaço de papel manteiga
3. Em uma tigela coloque a manteiga, o açúcar, o trigo, o ovo, o cacau e o fermento em pó e bata com uma colher de pau até ficar homogêneo
4. Organize ¾ das cerejas no fundo da tigela.
5. Pique o restante e misture na mistura.

6. Divida entre as tigelas e nivele os topos.

7. Cubra com papel alumínio e coloque na tigela da slow cooker.

8. Despeje água fervente na slow cooker até chegar à metade da tigela

9. Cozinhe em fogo alto por 2 horas ou até que os pudins tenham subido.

10. Sirva com um fio de creme de leite.

Pudim de Chocolate Molhado

Ingredientes

- 110g de manteiga
- 110 g de açúcar refinado
- 2 ovos grandes batidos
- 85g de farinha de trigo com fermento
- 15g de amido de milho
- 15g de cacau em pó
- 55g de chocolate, derretido com 3 colheres de chá de leite morno

Instruções

1. Pré-aqueça a slow cooker e adicione nela 2 xícaras de água
2. Bata a manteiga e o açúcar até obter um creme fofo e claro
3. Adicione os ovos um pouco de cada vez
4. Peneire o trigo, o amido e o cacau em pó e acrescente na mistura de manteiga
5. Adicione a mistura de chocolate derretido e mexa para fazer uma mistura suave que descole facilmente de uma colher
6. Unte uma vasilha de 900ml para pudim (ou tamanho apropriado para colocar na sua slow cooker) e coloque a mistura.
7. Cubra com papel manteiga (com uma prega no meio para expansão)
8. Coloque a vasilha na slow cooker por 6,5 horas em fogo alto.
9. Sirva com sorvete de baunilha.

Pudim Inglês Cozido

Ingredientes

- 3 ovos
- 2 colheres de açúcar
- leite 480ml
- ½ colher de chá de baunilha
- Noz-moscada a gosto

Instruções

1. Bata os ovos com açúcar e misture os ingredientes restantes
2. Coloque em uma tigela à prova de fogo untada que caiba dentro de sua slow cooker.
3. Cubra a tigela com papel alumínio e despeje a água quente naslow cooker.
4. Coloque delicadamente a tigela na slow cooker (certifique-se de que a água não vaze pelos lados)
5. Cozinhe em fogo baixo por 6-8 horas e depois sirva quente.

Pudim de Ameixa

Ingredientes

- 125g de farinha de trigo

- 140g de frutas mistas ou sultanas
- 85g de açúcar
- 2 colheres de sopa de manteiga
- ½ colher de chá de bicarbonato de sódio
- 120 ml de água quente
- 60 ml de água

Instruções

1. Primeiro derreta a manteiga com a água quente em uma tigela.
2. Em uma tigela separada, dissolva o bicarbonato de sódio em água fria.
3. Misture todos os ingredientes em uma tigela e deixe durante a noite.
4. Mexa e transfira para uma tigela de pudim untada (que caiba na slow cooker).
5. Cozinhe em fogo alto por 4 horas (O pudim está pronto quando um palito inserido no centro do pudim sair limpo).
6. Sirva com creme.

Pudim de Melado Cozido no Vapor

Ingredientes

- ½ xícara de melado

- 125g de manteiga amolecida
- ½ xícara de açúcar refinado
- 2 ovos
- 1 ½ xícaras de farinha de trigo fermentada
- 2/3 xícara de leite

Instruções

1. Unte uma tigela para pudim (que caiba na slow cooker) e despeje a calda.
2. Bata a manteiga e o açúcar até obter uma cor pálida e cremosa
3. Adicione os ovos, um de cada vez, batendo bem entre cada adição
4. Junte o trigo e o leite em alternadamente
5. Coloque a mistura na tigela do pudim e alise a superfície
6. Cubra com papel alumínio (com uma dobra para permitir a expansão)
7. Coloque na slow cooker e adicione água fervente (para chegar até a metade do lado da tigela do pudim)
8. Cubra e cozinhe em fogo alto por 2 horas.
9. Sirva quente com sorvete e calda extra.

Cheesecake de Laranja

Ingredientes

- Spray de cozinha antiaderente
- 350g de Queijo cremoso com gordura reduzida
- 85g de açúcar
- 1 colher de chá de casca de laranja finamente picada
- 2 colheres de sopa de suco de laranja
- 1 colher de sopa de farinha de trigo
- ½ colher de chá de baunilha
- 120 g de creme de leite com baixo teor de gordura
- 3 ovos levemente batidos
- 240 ml de água morna
- 2 laranjas de sangue médias, fatiadas

Instruções

1. Unte levemente uma tigela para pudim com spray de cozinha.

2. Em seguida, em uma tigela grande, bata o cream cheese, o açúcar, o suco de

laranja, o trigo e a baunilha com um misturador elétrico até misturá-los

3. Bata os ovos até que estejam misturados e, em seguida, junte com a casca de laranja.

4. Despeje o recheio na tigela do pudim.

5. Em seguida, despeje a água quente na slow cooker.

6. Cubra e cozinhe em fogo alto por duas horas e meia ou até que o centro esteja sólido.

7. Deixe esfriar completamente, descoberto, em uma grelha.

8. Cubra e deixe descansar por 4 a 24 horas antes de servir.

9. Decore com fatias de laranja.

Pudim de Pão com Chocolate Branco e Framboesa

Ingredientes

• 360ml de creme de leite light

- 90g quadrados de chocolate branco picados
- 50g de damascos secos
- 2 ovos
- 85g de açúcar
- ½ colher de chá de cardamomo moído
- 400g de pequenos cubos de pão secos
- 25g de amêndoas fatiadas
- 240 ml de água morna
- framboesas frescas
- Chocolate branco ralado

Instruções

1. Em uma panela pequena aqueça o creme em fogo médio até ficar bem quente, mas sem ferver.

2. Retire do fogo; adicione o chocolate branco picado e os damascos. Mexa até que os quadrados de chocolate estejam derretidos.

3. Em uma tigela, bata os ovos com um garfo; e depois misture o açúcar e o cardamomo.

4. Em seguida, adicione a mistura de chocolate e misture delicadamente os cubos de pão e as amêndoas.

5. Despeje a mistura em uma vasilha de pudim que caiba na slow cooker.

6. Acrescente a água quente na slow cooker e coloque a vasilha do pudim.

7. Cubra e cozinhe em fogo baixo por 4 horas.

Pudim de Coco e Café com Chocolate

Ingredientes

- 6 peras médias frescas e firmes
- 45g de açúcar
- 2 colheres de sopa de cacau em pó sem açúcar
- 160 ml de leite de coco sem açúcar
- 80 ml de café forte
- 2 colheres de sopa de licor de café
- chocolate ralado

Instruções

1. Descasque as peras e corte-as longitudinalmente, removendo os miolos.

2. Coloque as peras na tigela da slow cooker.

3. Em seguida, em uma tigela separada, misture o açúcar eo cacau em pó.

4. Em seguida, misture o leite de coco, o café e o licor e misture bem.

5. Despeje a mistura sobre as peras na slow cooker.

6. Cozinhe em fogo baixo por 3 ½ a 4 horas ou até que as peras estejam macias.

7. Transfira as peras para pratos de sobremesa e coloque sobre o líquido.

8. Cubra com chocolate ralado.

Pudim de Limão &Mirtilo

Ingredientes
- •3 ovos
- • Spray de cozinha antiaderente
- • 100g de mirtilos frescos
- • 1 colher de sopa de açúcar granulado
- • 85g de açúcar granulado
- • 30g de farinha de trigo
- • 2 colheres de chá de casca de limão finamente picadas
- • ¼ colher de chá de sal
- • 240 ml de leite desnatado

- 3 colheres de sopa de suco de limão
- 3 colheres de sopa de óleo vegetal

Instruções

1. Cubra a slow cooker com spray de cozinha e coloque as frutas nela e polvilhe com 1 colher de sopa de açúcar granulado.
2. Para massa, separe os ovos.
3. Em uma tigela média, misture o açúcar granulado, o trigo, a casca de limão e o sal.
4. Em seguida, adicione o leite, o suco de limão, o óleo vegetal espalhado e as gemas e bata com a batedeira até misturá-los.
5. Em outra tigela bata as claras e depois acrescente na massa.
6. Cuidadosamente despeje a massa sobre as frutas na panela, espalhando uniformemente.
7. Tampe e cozinhe em fogo alto por 2 ½ a 3 horas.
8. Sirva com sorvete de baunilha.

Brownies de Chocolate com Morangos

Ingredientes

- spray de cozinha antiaderente
- 60g de manteiga
- 60g de chocolate sem açúcar
- 2 ovos levemente batidos
- 85g de açúcar
- 30g de geleia sem açúcar de morangos sem semente ou geleia de framboesa vermelha
- 30g de maçã sem açúcar
- 1 colher de chá de baunilha
- 40g de farinha de trigo
- ¼ colher de chá de fermento em pó
- ¼ colher de chá de sal
- 240 ml de água morna
- 350g de morangos frescos cortados

Instruções

1. Unte levemente uma vasilha para pudim com spray de cozinha.

2. Para a massa, em uma panela média derreta a manteiga e o chocolate em fogo baixo.

3. Retire do fogo e misture os ovos, açúcar, geleia, maçã e baunilha.

4. Usando uma colher bata levemente até misturar e, em seguida, misture a farinha, o fermento eo sal.

5. Despeje a massa na vasilha do pudim.

6. Coloque água morna naslow cooker e insira a vasilha do pudim (certifique-se de que a água não vaze pelos lados)

7. Cozinhe em fogo alto por 2 ½ a 3 horas.

8. Cubra cada porção com morangos.

Pudim de Pão com Chocolate e Nozes

Ingredientes

- spray de cozinha antiaderente
- 720ml de leite
- 100g de pedaços de chocolate
- 100g de cacau em pó
- 3 ovos levemente batidos
- 500g de pão de canela em cubos, seco
- 50g de nozes picadas

Instruções

1. Unte levemente o interior da slow cooker com spray de cozinha; separe.

2. Em uma panela média, aqueça o leite em fogo médio até ficar bem quente, mas sem ferver.

3. Retire do fogo e junte os pedaços de chocolate e o cacau em pó (não mexa); deixe descansar por 5 minutos. Bata até ficar homogêneo; esfrie um pouco (cerca de 10 minutos).

4. Em uma tigela grande misture os ovos e a mistura de chocolate. Misture delicadamente cubos de pão e nozes. Transfira a mistura de pão para a slow cooker.

5. Cozinhe em fogo baixo por 2 horas e meia ou até que um palito inserido próximo ao centro do pudim saia limpo.

6. Deixe esfriar, descoberto, por 30 minutos (o pudim encolherá conforme esfria).

7. Para servir, coloque pudim quente em pratos de sobremesa com sorvete de baunilha.

Pudim Choconut

Ingredientes

- Spray de cozinha antiaderente
- 125g de farinha de trigo
- 60g de açúcar
- 2 colheres de sopa de cacau em pó sem açúcar
- 1 ½ colher de chá de fermento em pó
- 120ml de leite
- 2 colheres de sopa de óleo vegetal
- 2 colheres de chá de baunilha
- 100g de pasta de amendoim
- 85g de pedaços de chocolate meio amargo
- 50g de amendoim picado
- 130g de açúcar
- 2 colheres de sopa de cacau em pó sem açúcar
- 360ml de água fervente
- Sorvete de baunilha

Instruções

1. Cubra levemente o interior da slow cooker com spray de cozinha; separe.

2. Em seguida, misture o trigo, 60g de açúcar, 2 colheres de sopa de cacau em pó e fermento em pó.

3. Em seguida, adicione o leite, o óleo e a baunilha e mexa até umedecer.

4. Misture a pasta de amendoim, pedaços de chocolate e amendoim e misture bem.

5. Espalhe esta mistura uniformemente na slow cooker.

6. Em uma tigela separada, misture 130g de açúcar e 2 colheres de sopa de cacau em pó. Aos poucos, misture a água fervente e, em seguida, despeje com cuidado a mistura sobre a massa.

7. Cozinhe em fogo alto por 2 a 2 horas e meia ou até que um palito inserido no centro do bolo saia limpo.

8. Deixe descansar, descoberto, por 30 a 40 minutos para esfriar um pouco

9. Para servir, coloque o pudim em pratos de sobremesa, com uma bola de sorvete de baunilha.

Maçãs Recheadas

Ingredientes

- 4 maçãs assadas médias
- 50g de figos secos ou passas
- 45g de xícara de açúcar mascavo
- ½ colher de chá de canela em pó
- 60ml de suco de maçã
- 1 colher de sopa de manteiga, cortada em quatro porções
- Sorvete de baunilha

Instruções

1. Tire o caroçodas maçãs; corte uma tira de casca do topo de cada maçã. Coloque as maçãs, com os lados superiores para cima, naslow cooker.
2. Em uma tigela pequena, misture figos, açúcar mascavo e canela.
3. Coloque a mistura no centro das maçãs, batendo levemente como achar melhor.
4. Acrescente o suco de maçã em volta das maçãs na slow cooker.
5. Por fim, cubra cada maçã com um pedaço de manteiga.
6. Tampe e cozinhe em fogo baixo por 4 a 5 horas.

7. Sirva as maçãs com sorvete de baunilha e um pouco do suco do cozimento.

Bolo de Pudim Maçã

Ingredientes

- Spray de cozinha antiaderente
- 600g de recheio de torta de maçã
- 70g de passas
- 125g de farinha de trigo
- 45g de açúcar granulado
- 1 colher de chá de fermento em pó
- ¼ colher de chá de sal
- 120ml de leite
- 2 colheres de sopa de manteiga derretida
- 50g de nozes picadas, torradas
- 300ml de suco de maçã
- 60g de açúcar mascavo
- 1 colher de sopa de manteiga

Instruções

1. Revestir levemente a slow cooker com spray de cozinha; separe.

2. Em seguida, em uma panela pequena, coloque o recheio de torta de maçã para ferver, junte as passas e transfira para a slow cooker.

3. Em uma tigela separada, misture a farinha de trigo, o açúcar granulado, o fermento e o sal.

4. Adicione o leite e a manteiga derretida e mexa apenas até misturar.

5. Em seguida, misture as nozes e, em seguida, despeje e espalhe a massa sobre a mistura de maçã na slow cooker.

6. Na panela, misture o suco de maçã, o açúcar mascavo e a manteiga - 1 colher de sopa.

7. Ferva suavemente por 2 minutos e, em seguida, despeje com cuidado sobre a mistura na slow cooker.

8. Cozinhe em fogo alto por 2 a 2 horas e meia ou até que um palito inserido perto do centro do bolo saia limpo.

9. Esfrie, destampado por cerca de 30 a 45 minutos.

10. Para servir, coloque o bolo quente e a calda em pratos de sobremesa.

Cheesecake de Limão

Ingredientes

- Spray de cozinha antiaderente
- 360g de cream cheese, amolecido
- 85g de açúcar
- 2 colheres de sopa de suco de limão
- 1 colher de sopa de farinha de trigo
- ½ colher de chá de baunilha
- 120 ml de coalhada
- 3 ovos levemente batidos
- 2 colheres de chá de casca de limão finamente picada
- 240 ml de água morna
- framboesas frescas
- Raminhos de hortelã frescos

Instruções

1. Unte levemente uma vasilha para pudim com spray de cozinha.

2. Em uma tigela grande, misture o cream cheese, o açúcar, o suco de limão, o trigo e a baunilha.

3. Depois bata até bem misturado.

4. Em seguida, bata a coalhada até ficar homogêneo e adicione os ovos lentamente, até misturar.

5. Adicione a casca de limão e despeje a mistura na vasilha preparada.

6. Em seguida, despeje a água morna na slow cooker.

7. Coloque a vasilha de pudim na slow cooker com cuidado.

8. Cozinhe em fogo alto por 2 horas e meia ou até que o centro esteja firme.

9. Remova cuidadosamente da slow cooker coloque em uma grelha. Tampe e deixe descansar por 4 a 24 horas.

10. Para servir, coloque o cheesecake em pratos de sobremesa.

11. Decore com framboesas e um raminho de hortelã fresca.

Crisp Tropical

Ingredientes

- Spray de cozinha antiaderente
- 600g de recheio de torta de damasco (enlatado)
- 200g de frutos secostropicais misturados
- 150g de granola
- 60g de coco torrado
- 480ml de sorvete de baunilha

Instruções

1. Unte levemente o interior da slow cooker com spray de cozinha antiaderente. Ainda na panela, acrescente o recheio de tortas e a fruta seca.

2. Tampe e cozinhe em fogo baixo por 2 horas.

3. Enquanto isso, em uma tigela pequena, misture a granola e o coco.

4. Polvilhe a mistura de frutas na panela e deixe repousar, por 30 minutos, para esfriar um pouco antes de servir.

5. Para servir, coloque a mistura morna em pratos de sobremesa.

6. Cubra com uma pequena colher de sorvete de baunilha.

Torta Deliciosa de Frutas Vermelhas

Ingredientes

- 125g de farinha de trigo
- 130g de açúcar
- 1 colher de chá de fermento em pó
- ¼ colher de chá de sal
- ¼ colher de chá de canela em pó
- ¼ colher de chá de noz moscada
- 2 ovos levemente batidos
- 3 colheres de sopa de óleo vegetal
- 2 colheres de sopa de leite
- 200g de mirtilos frescos ou congelados
- 200g de framboesas frescas ou congeladas
- 200g de amoras frescas ou congeladas
- 170g de açúcar
- 240 ml de água
- 3 colheres de sopa de tapioca de cozimento rápido
- Sorvete de baunilha

Instruções

1. Em uma tigela média, misture o trigo, 130g de açúcar, fermento, sal, canela e noz-moscada.

2. Em seguida, em uma tigela pequena, misture os ovos, o óleo e o leite.

3. Adicione a mistura de ovos de uma só vez à mistura de farinha de trigo e mexa até umedecer.

4. Em seguida, em uma panela grande, misture mirtilos, framboesas, amoras, 170g de açúcar, água e tapioca. Coloque para ferver.

5. Despeje a mistura de frutas quentes na slow cooker e, em seguida, imediatamente coloque a massa sobre a mistura de frutas.

6. Tampe e cozinhe em fogo alto por cerca de 2 horas ou até que um palito inserido no centro saia limpo.

7. Deixe descansar, destampado, por cerca de uma hora para esfriar um pouco.

8. Em seguida, sirva com sorvete de baunilha.

Pudim de Pão e Chocolate

Ingredientes

- Spray de cozinha antiaderente
- 720ml de leite
- 50g de pedaços de chocolate meio amargo
- 90g de cacau em pó
- 3 ovos levemente batidos
- 500g de pão em cubos com canela (sem passas) (cubos de 1/2 polegada), secos
- chantilly para servir

Instruções

1. Unte levemente o interior da slow cooker com spray de cozinha e reserve.

2. Em uma panela, aqueça o leite até ficar bem quente, mas sem ferver.

3. Retire do fogo, em seguida, adicione os pedaços de chocolate e 90g de cacau em pó (não mexa) e deixe descansar por 5 minutos. Bata até ficar homogêneo e deixe esfriar um pouco (cerca de 10 minutos).

4. Em seguida, em uma tigela grande, misture os ovos e a mistura de chocolate.

5. Coloque o pão em cubos na slow cooker e despeje sobre a mistura de chocolate e ovo.

6. Cozinhe em fogo baixo por cerca de 2 horas e meia ou até que um palito saia limpo.

7. Deixe o pudim descansar, descoberto, por cerca de 30 minutos para esfriar antes de servir (o pudim vai encolher enquanto esfria).

8. Para servir, coloque pudim morno em pratos de sobremesa.

9. Se desejar, cubra cada porção com chantilly.

Torta de Maçã & Cereja

Ingredientes

- 85g de açúcar granulado
- 4 colheres de chá de tapioca de cozimento rápido
- 1 colher de chá de canela

- 675g de maçãs, descascadas, sem miolo e cortadas em fatias pequenas
- lata de 410 g de cerejas sem caroço
- 70g de cerejas secas
- Sorvete

Instruções

1. Na slow cooker misture o açúcar, a tapioca e a canela.
2. Em seguida, misture as fatias de maçã, as cerejas em conserva com a calda e as cerejas secas. Misture bem.
3. Cozinhe em fogo baixo por 6 a 7 horas.
4. Para servir, coloque a mistura de cereja e maçã em pratos de sobremesa.
5. Cubra com uma colher de sorvete.

Bolo de Pudim de Laranja & Caramelo

Ingredientes

- 1 xícara de farinha de trigo
- 60g de açúcar granulado
- Spray de cozinha antiaderente
- 1 colher de chá de fermento em pó
- ½ colher de chá de canela em pó
- ¼ colher de chá de sal

- 120ml de leite
- 2 colheres de sopa de manteiga derretida
- 50g de nozes picadas
- 25g de groselhas secas ou passas
- 180 ml de água
- ½ colher de chá de casca de laranja finamente picada
- 180ml de suco de laranja
- 115g de açúcar mascavo
- 1 colher de sopa de manteiga
- Chantilly
- Nozes picadas

Instruções

1. Unte levemente o interior da slow cooker com spray de cozinha e, em seguida, separe.

2. Em seguida, em uma tigela média, misture o trigo, o açúcar granulado, o fermento, a canela e o sal.

3. Adicione também o leite e a manteiga derretida e mexa apenas até misturar.

4. Finalmente, misture as nozes e groselhas e, em seguida, espalhe a massa uniformemente na slow cooker.

5. Em seguida, em uma panela média, misture a água, a casca de laranja, o suco de laranja, o açúcar mascavo e 1 colher de sopa de manteiga.

6. Deixe ferver, mexendo para dissolver o açúcar mascavo por 2 minutos.

7. Com cuidado, despeje a mistura sobre a slow cooker.

8. Cozinhe em fogo baixo por 5 horas e deixe descansar, destampado, por 45 minutos para esfriar um pouco.

9. Para servir, coloque o bolo de pudim em pratos de sobremesa.

10. Cubra com Chantilly e nozes picados.

Pudim de Noz-Peçã e Mel Cozido no Vapor

Ingredientes

- 115g de açúcar
- 115g de manteiga
- 2 ovos
- 115g de farinha de trigo com fermento
- 1 laranja, apenas cascas
- 1 limão, apenas cascas
- 4 colheres de sopa de mel

- 1 colher de sopa de nozes-pecã
- chantilly, para servir
- 3 colheres de sopa de calda de maçã, para servir

Instruções

1. Em uma tigela grande, bata o açúcar e a manteiga juntos.

2. Em seguida, adicione os ovos e acrescente a farinha de trigo.

3. Por fim, adicione as raspas de laranja e limão e misture bem.

4. Unte uma pequena tigela de pudim e depois coloque o mel dentro da tigela.

5. Despeje a mistura de pudim na tigela (em cima do mel).

6. Coloque na base da slow cooker e adicione um pouco de água (na metade da altura até a tigela do pudim).

7. Vire o pudim em um prato liso e sirva com chantilly e calda de maçã e uma pitada de nozes.

Compota de Frutas com Gengibre

Ingredientes

- 3 peras médias, sem miolo e em cubos
- 410gpedaços de abacaxi em calda
- 140g de damascos secos, cortados
- 3 colheres de sopa de suco de laranjaconcentrado congelado
- 2 colheres de sopa de açúcar mascavo
- 1 colher de sopa de tapioca de cozimento rápido
- ½ colher de chá de gengibre moído
- 280g de cerejas doces escuras congeladas
- Sorvete de baunilha

Instruções

1. Na slow cooker, misture a pera, o abacaxi, os damascos secos, o concentrado de suco de laranja, o açúcar mascavo, a tapioca e o gengibre.
2. Cozinhe em fogo baixo por 6 a 8 horas e depois misture as cerejas no final.
3. Para servir, coloque a compota quente em pratos de sobremesa e cubra com uma bola de sorvete.

Parte 2

Introdução

O Guia Definitivo para as Melhores Receitas de Panela Elétrica: Sopa de Milho Vegetariana a Chili Vegetariano com Batata Doce, Este Guia Irá Fazer Você Voltar Pedindo Mais.

Prepare-se para usar seu "fogão lento" para algumas das refeições mais deliciosas que você já fez. Sim, está certo. A Série Essencial da Cozinha oferece um monte de receitas maravilhosas em uma compra rápida. Desfrute de uma série de opções que irão simplificar o seu dia, poupar tempo e ajudá-lo a desfrutar de refeições caseiras durante todo o dia.

Aqui está uma pequena amostra do que está incluído:

Curry Indiano e Vegetariano de Coco

Ensopado de Milho Vegetariano

Chili Vegetariano com Batata Doce

Lasanha de Espinafre e Ricota com Salada de Alface Romana

Preparar e cozinhar uma refeição, usando uma panela elétrica, é talvez a forma mais fácil de cozinhar. Os ingredientes são preparados com antecedência, colocados por um determinado período de tempo no fogão, e a panela faz o resto. Soa excessivamente simples? SIM! Essa é a questão.

Qualquer número de deliciosas combinações de jantar é possível ao usar sua panela elétrica. Depois de dominar as receitas contidas neste livro de receitas fácil de seguir, você surpreenderá sua família com misturas criadas por você mesmo. Não há literalmente nenhuma maneira de dar errado com essas receitas maravilhosas.

Você está procurando uma maneira fácil de aproveitar ao máximo seu dia, mas não quer o incômodo de cozinhar? Use o seu fogão lento e esta coleção de receitas para ajudá-lo a descontrair - simplesmente reserve um tempo para combinar alguns ingredientes em um fogão lento, sirva refeições deliciosas e quentes e coma quando estiver pronto. Adote um estilo de vida mais descontraído e preencha sua panela elétrica hoje com algo saudável e delicioso!

Sopa de Queijo e Legumes

Faz: 6 tigelas

Ingredientes:

1 (425 gramas) lata de creme de milho
2 batatas
1 cenoura
1cebola
1 colher de chá de semente de aipo
½ colher de chá de pimenta preta
2 (411 gramas) latas de vegetaisou caldo de galinha
1 (453 gramas) lata de molho de queijo processado
½ xícara de queijo cheddar ralado

Processo:

Descasque as batatas e corte em cubos. Descasque as cenouras e as cebolas e pique.

Em umapanela elétrica, coloque ocreme de milho, as batatas em cubo, cenoura picada, cebola, sementes de aipo e a pimenta preta. Despeje o caldo, coloque a tampa, ative a temperatura baixa e cozinhe por 4 horas.

Agora adicione o molho de queijo e o cheddar ralado e cozinhe por 45 minutos até que o caldo da sopa e os ingredientes estejam misturados.

Molho de Frango Vegetariano

Faz: 8 porções

Ingredientes:

1 (226 gramas) pedaço de frango temperado

1 (226gramas) pacote de creme de queijo, amolecido

½ (453 gramas) frasco de molho para salada

½ (354 ml) garrafa de molho apimentado para asa de frango

½ xícara de queijo cheddar ralado

Processo:

Corte os pedaços de frango em pequenos pedaços e coloque-os em uma panela elétrica, juntamente com os ingredientes restantes, exceto o queijo cheddar ralado. Cozinhe em fogo baixo por 2 horas até que o molho esteja cozido e os ingredientes estejam misturados. Adicione o queijo, mexa e sirva com legumes depois de esfriar por 15 minutos.

Cidra de maçã

Faz: 8 copos

Ingredientes:

1 (1892 ml) garrafa desuco de maçã
3 canelas em pau
1 colher de chá de pimenta da Jamaica
1 colher de chá de cravo
1/3xícara de açúcar mascavo

Processo:

Em uma panela elétrica, despeje a cidra de maçã e adicione a canela em pau, mexa levemente. Em uma gaze, coloque todos os temperos, cravos, e amarre e adicione à panela. Adicione o açúcar mascavo e mexa até dissolver levemente. Cozinhe em alta temperatura, deixe a mistura para ferver, mude para a temperatura média e cozinhe por 5 minutos. Sirva imediatamente.

Curry Indianoe Vegetariano de Coco

Faz: 6 porções

Ingredientes:

5 batatas
¼ xícara de curry em pó
2 colheres de sopa de farinha de trigo
1 colher de sopa de pimenta em pó
½ colher de chá de flocos de pimenta vermelha
½ colher de chá de pimenta caiena
1 pimentão verde
1 pimentão vermelho
1 (28 gramas) pacote de mistura de sopa de cebola seca
1 (396 gramas) lata de creme de coco
Água, conforme necessário
2 cenouras
1 xícara de ervilha
¼ xícara de coentro fresco picado

Processo:

Fatie o pimentão verde e vermelho em tiras. Descasque as cenouras e corte em formato de palito.

Descasque as batatas, corte em cubos de 2 centímetros e coloque na panela elétrica. Em uma tigela pequena, coloque o curry em pó, farinha de trigo, pimenta em pó, pedaços de pimenta vermelha e pimenta caiena, misture, adicione à panela e mexa para cobrir os pedaços de batata uniformemente com as especiarias. Agora adicione o pimentão vermelho e verde fatiados, a mistura de sopa de cebola seca e o creme de coco.Misture bem.

Cubra a panela com a tampa e cozinhe em fogo baixo por 3 horas até que borbulhe e os ingredientes estejam misturados e macios. Adicione as cenouras fatiadas à panela e cozinhe por meia hora. Adicione as ervilhas, mexa por mais meia hora até que os legumes estejam macios. Sirva com coentro picado.

Ensopado de Milho Vegetariano

Faz: 6 porções

Ingredientes:

1 (425 gramas) lata de creme de milho
1 (432 gramas) lata de grãos de milho
3/8 (453 gramas) de um pacote congelado
de batatas
2 ¼ colheres de chá de manteiga
½ cebola vermelha picada
½ cebola branca doce, picada
1 pimentão picado
1 talo de aipo picado
1 cenoura grande picada
3/4de pimentas jalapeño, sem sementes e
picadas
1 pimenta cereja, sem sementes e picada
¾ de pimentapoblano, sem sementes e
picada
1 ½ demistura de partes iguais de leite e
creme

Processo:

Em uma panela elétrica, coloque o creme
de milho e os grãos de milho juntos.

Adicione batata, mexa e cozinhe em fogo baixo por 15 minutos.

Enquanto isso, coloque a frigideira em fogo médio e derreta a manteiga. Adicione cebola picada vermelha e branca, pimentão, aipo, cenoura e jalapeño, pimenta cereja e poblano juntos na frigideira. Mexa e cozinhe por 15 minutos até que os legumes fiquem macios. Adicione os legumes fritos na panela elétrica e mexa até misturar.

Cubra os vegetais com a mistura de partes iguais de leite e creme e cozinhe por 3 horas em baixa temperatura. Mexa ocasionalmente.

Chili Vegetariano com Batata Doce

Faz: 5 porções

Ingredientes:

1 cebola vermelha média

1 pimentão verde

4 dentes de alho

1 colher de sopa de pimenta em pó

1 colher de sopa de cominho

2 colheres de chá de cacau em pó sem açúcar

¼ colher de chá de canela em pó

1 colher de sopa de sal

¼ colher de chá de pimenta preta

1 (793 gramas) lata de tomates em cubos assados

1 (439 gramas) lata de feijão preto

1 (439 gramas) lata de feijão roxo

1 batata doce média

Processo:

Descasque a batata e corte em pedaços de 1 centímetro. Pique a cebola roxa, o pimentão verde e o alho. Lave o feijão preto e o feijão roxo

Em umapanela elétrica, coloque cebola picada, pimentão, alho, tomate, os feijões e a batata doce. Mexa com o pó de pimenta, cominho, cacau, canela, sal e a pimenta preta.

Cubra com a tampa e cozinhe em fogo alto por 4-5 horas0, até que o molho engrosse e os vegetais estejam completamente cozidos e macios, especialmente a batata. Sirva quente com creme azedo e tortilhas.

Lasanha de Espinafre e Ricota com Salada de Alface Romana

Faz: 5 porções

Ingredientes:

1 (283 gramas)pacote de espinafre congelado
1 xícara de ricota
¾ (85 gramas) xícara de parmesão ralado

3 xícaras de molho marinara
½ xícara de água
1 colher de chá de orégano
6 pacotes de macarrão de lasanha

1 ½ xícaras de muçarela ralada

2 colheres de sopa de azeite

2 colheres de chá de vinagre de vinho tinto

1 colher de sopa de sal

½ colher de chá de pimenta preta

1 alface romana pequena

1 pepino

½ cebola vermelha pequena

Processo:

Pique o espinafre, esprema para remover a umidade e coloque em uma tigela. Adicione o queijo ricota e ½ xícara de queijo parmesão.

Em outra tigela, coloque o molho marinara, orégano e despeje a água. Mexa até misturar. Meça ¾ xícara desta mistura e espalhe no fundo da panela elétrica. Coloque 2 pacotes de macarrão de lasanha sobre ele e depois espalhe ¾ xícara de molho marinara.Espalhe sobre macarrão.

Espalhe metade da mistura de espinafre e, em seguida, espalhe ½ xícara de queijo muçarela. Cubra com dois macarrões de lasanha e espalhe a mistura marinara, misture o espinafre e, em seguida, coloque o queijo muçarela restante e o queijo parmesão. Cubra com a tampa e cozinhe em fogo baixo por 3 horas e meia até que o macarrão esteja macio e cozido.

Enquanto isso, em uma tigela, coloque óleo, vinagre, sal e pimenta. Bata até misturar e guarde por 10 minutos. Enquanto isso, corte a alface em tiras, fatie o pepino e a cebola fina. Coloque a mistura de vinagre e sirva com lasanha.

Ensopado de Legumes

Faz: 6 porções

Ingredientes:

4 cenouras grandes
2 nabos médios
1 cebola grande
2 dentes de alho picados

1 (396 gramas)lata de tomate em cubos

1 xícara de caldo de legumes ou frango

1 colher de chá de sal

½ colher de chá de cominho

¼ colher de pedaços de pimenta vermelha esmagada

1 abobrinha

1 (453 gramas)lata de grão de bico, escorrido

Processos:

Descasque as cenouras e nabos e corte em pedaços de 5 centímetros e de 2,5 centímetros, respectivamente. Corte a cebola, a abobrinha cortada em fatias de 1 centímetro e escorra o grão de bico.

Coloque todos os ingredientes, exceto o grão de bico e a abobrinha na panela elétrica. Mexa bem, cubra com a tampa e cozinhe em fogo alto por 3 horas. Agora adicione abobrinha e grão de bico e cozinhe em fogo baixo por 1 hora até que o grão de bico esteja macio. Sirva quente.

Burritos

Faz: 5 porções

Ingredientes:

425 gramas de feijão preto
284 gramas de tomate em cubos
2 pimentas verdes
1 xícara de cevada perolada
2 xícaras de caldo de legumes ou caldo de galinha
¾ xícaras de milho congelado
1 cebola verde
1 colher de sopa de suco de limão fresco
1 colher de chá de cominho
1 colher de chá de pimenta em pó
½ colher de chá de pimenta vermelha
3 dentes de alho picados
Processos:

Escorra os feijões pretos e lave sob a água. Pique pimentas verdes e cebola verde finamente. Na panela elétrica, coloque todos os ingredientes, mexa até misturar bem. Cubra com a tampa, cozinhe em fogo baixo por 5 horas até ficar cozido.

Sirva com ovos mexidos e tortilhas. Guarneça com queijo cheddar ralado, molho de salsa e coentro.

Barras Energéticas de Quinoa

Faz: 6 barras

Ingredientes:

1 ½ colher de sopa de óleo
2 colheres de sopa de manteiga de amêndoa
2 colheres de sopa de xarope de bordo
1 xícara de leite de amêndoa de baunilha sem açúcar
Uma pitada de sal
½ colher de chá de canela
2 ovos

1/3 xícara de quinoa, não cozida
½ xícara de passas
1/3 xícara de amêndoas torradas e picadas
1/3 xícara de maçãs secas e picadas
2 colheres de sopa de sementes de chia

Processo:

Unte a panela elétrica com óleo e forre o fundo com papel manteiga.

Coloque uma panela em fogo baixo e aqueça a panela pequena. Adicione a manteiga de amêndoa e o xarope de bordo e cozinhe por 1 a 2 minutos até derreter e misturar. Desligue o fogo e adicione gradualmente leite de amêndoa e bata. Adicione canela e sal a ele e bata até misturar. Adicione os ovos e continue mexendo até ficar homogêneo.

Adicione os ingredientes restantes aos ovos batidos e mexa bem. Despeje esta mistura na panela elétrica forrada, cubra com a tampa, e cozinhe em fogo baixo por 3 horas e meia até o ajuste.

Insira o palito de madeira, se sair limpo significa que a barra está cozida. Passe a faca para girar a barra para fora e esfriar completamente antes de cortar em pedaços.

Omelete Vegetariano

Faz: 6 porções

Ingredientes:

1 colher de sopa de óleo
6 ovos
½ copo de leite
¼ colher de chá de sal
Pimenta moída a gosto
⅛ colher de chá de alho em pó
⅛ colher de chá de pimenta em pó
1 xícara de brócolis picado
1 pimentão vermelho
1 pequena cebola amarela
1 dente de alho picado
Guarnição:

Queijo cheddar ralado
Tomates picados
Cebolas picadas
Salsinha

Processo:

Pique a cebola e o pimentão.
Unte a panela elétrica com óleo e deixe-a de lado.
Em uma tigela, quebre os ovos, despeje a água e adicione sal, pimenta, alho e pimenta em p. Bata até ficar bem misturado. Adicione brócolis, pimenta, cebola e despeje a mistura de ovo sobre os vegetais. Mexa. Cubra com a tampa e cozinhe em fogo alto por 1 hora e 30 minutos a 2 horas.

Inserira um palito de madeira, se sair limpo significa que a omelete está cozida. Fatie antes de servir com tomate picado, cebola, salsa e queijo cheddar.

Chá de Cranberry

Faz: 8 copos

Ingredientes:

1 xícara de açúcar
8 xícaras de água
3 canelas em pau
4 copos de suco de cranberry
177 ml de suco de laranja em garrafa
3 colheres de sopa de suco de limão fresco
Limão fresco e uma fatia de laranja

Processo:
Em uma tigela grande, coloque açúcar e canela e despeje na água. Bata até misturar, despeje a mistura na panela e deixe ferver em fogo médio.

Transfira a mistura para a panela elétrica e adicione os ingredientes restantes. Cubra com a tampa e deixe cozinhar por 1 hora em alta temperatura. Sirva quente.

Manteiga de Maçã

Faz: 6 garrafas de meio litro

Ingredientes:

Maçãs
½ xícara de vinagre
3 xícaras de açúcar branco
1 xícara de açúcar mascavo
3 colheres de chá de canela em pó
¼ colher de chá de cravo moído

Processo:

Pegue maçãs suficientes para encher a panela e coloque no fogo baixo. Descasque, core e fatie a maçã. Coloque na panela elétrica. Acrescente o vinagre, cubra com a tampa e cozinhe por 1 hora em fogo alto, mexa ocasionalmente.

Agora adicione os açúcares, canela e cravo à panela elétrica e cozinhe por mais 15 minutos. Transfira a mistura para o liquidificar e bata até ficar homogênea. Devolva esta mistura para a panela elétrica e cozinhe em fogo alto por 2 horas. Guarde em frascos.

Sopa de Abóbora Gelada para o Verão

Faz: 5 porções

Ingredientes:

4xícaras de abóbora picada
3 copos de água
⅓xícara de castanha de caju
3 colheres de sopa de caldo de galinha
2 colheres de chá de tomilho seco
⅛ colher de chá de alecrim seco
1 colher de sopa de sal
¼ colher de chá de pimenta preta

Processo:

Em umapanela elétrica, coloque todos os ingredientes, exceto sal e pimenta preta.

Mexa e cubra com a tampa, cozinhe por 3 horas e meia em baixa temperatura.

Em seguida, transfira a mistura da panela elétrica para o liquidificador e bata até ficar homogêneo. Despeje a mistura em uma tigela grande e mantenha na geladeira para descansar por 2 horas antes de servir.

Salada de Batata Alemã

Faz: 6 porções

Ingredientes:

2 fatias de bacon
1 cebola doce picada
¼ xícara de vinagre
2 colheres de sopa de mostarda integral
1 colher de sopa de farinha de trigo
¼ colher de chá de sal
¼ colher de chá de pimenta preta moída
3batatas
1 xícara de aipo fatiado

¼ xícara de aneto fresco e picado

Processo:

Lave as batatas e corte em pedaços.
Coloque a frigideira em fogo médio, aqueça 1 colher de sopa de óleo e coloque o bacon para cozinhar por 4 minutos cada lado, até ficar crocante. Forre um prato com papel toalha e coloque o bacon frito até esfriar. Guarde o líquido do bacon, coloque 1 colher de sopa do líquido e adicione a cebola.

Refogue por 5 minutos até dourar. Desligue o fogo e coloque o vinagre, a mostarda, a farinha e tempere com sal e pimenta. Mexa e cozinhe por dois minutos e depois transfira a mistura para a panela elétrica. Adicione pedaços de batatas e aipo a ele, mexa para cobrir completamente com molho, cubra com a tampa e deixe cozinhar por 7 horas em baixa temperatura, até que as batatas fiquem macias.

Esfarele o bacon e coloque na geladeira até o molho cozinhar.

Quando as batatas estiverem cozidas, adicione o bacon esfarelado, mexa bem e sirva quente.

Salada Tailandesa de Bife com Molho de Amendoim

Faz: 4 porções

Ingredientes:

1 colher de sopa de óleo
¼ xícara de molho de soja
3 colheres de sopa de mel
5 dentes de alho picados e divididos
453 gramas de ensopado de carne
¼ xícara de molho de soja
2 colheres de sopa de manteiga de amendoim
½ copo de água
1 colher de sopa de gengibre fresco e picado

1 colher de sopa de tomate ou ketchup
2 colheres de chá de suco de limão fresco
1 colher de chá de açúcar
½ colher de chá de molho picante
½ couve triturada
1 alface romana picada
1 repolho roxo pequeno, picado
2 cenouras fatiadas
1 cebola verdefatiada
1 xícara de coentro picado
½ xícara com amendoim picado
2 mangas em cubos
Fatias de limão fresco

Processo:

Lave o bife, seque e corte-o em pedaços de 5 centímetros.
Unte a panela elétrica com óleo.

Em uma tigela grande, coloque o molho de soja, mel e 3 alhos picados. Bata até misturar e adicione pedaços de bife. Mexa bem para a bisteca pegar o sabor do marinado. Passe os pedaços de bife ao longo do marinado na panela engordurada, cubra com a tampa e cozinhe em fogo alto por 3 horas.

Depois, no liquidificador, coloque a manteiga de amendoim, o molho hoisin, a água, o gengibre, o ketchup, o sumo de lima, o açúcar e o alho picado. Bata até ficar homogêneo e ponha em uma tigela.

Em uma tigela, coloque repolho, alface, cenoura, cebola verde e coentro. Cubra com amendoim, cubos de manga, misture e deixe na geladeira para esfriar até que o bife esteja cozido.

Agora, retire os pedaços de carne e coloque na tábua de corte por 10 minutos, para esfriar. Usando uma faca afiada, corte pedaços do bife. Enrole as fatias de bife na folha de alumínio, regue com o molho e sirva com a salada verde juntamente com as fatias de limão. Regue a salada com ketchup e molho de soja e sirva imediatamente.

Pimentas Recheadas

Faz: 6 porções

Ingredientes:

6 pimentões verdes
453 gramas de carne de peru magra moída, não cozida
1 xícara de arroz integral de grão longo, cozido
2 xícaras de salsa
1 xícara de grãos de milho congelados
1 colher de sopa de pimenta em pó
½ colher de chá de cominho
½ colher de chá de orégano
2 colheres de chá de sal
½ xícara de cebola picada
1 (226 gramas) lata de feijão preto, escorrido e lavado
1/3 xícara de água
1 xícara de queijo cheddar ralado

Processo:

Remova a parte de cima e as sementes do pimentão

Em uma tigela, coloque os ingredientes restantes, exceto água, misture bem até ficar homogêneo. Agora preencha cada pimenta com este recheio, cubra com iogurte e polvilhe com o coentro picado e cebolinha e coloque-os em uma panela elétrica em uma posição reta.

Despeje a água na base da panela elétrica, cubra com a tampa e cozinhe por 3 horas e 30 minutos, em alta temperatura de cozimento, até a carne cozinhar.

FajitaVegetariana

Faz: 8 fajitas

Ingredientes:

1 colher de sopa de óleo
3 tomates

1 (113 gramas) pimentões verdes em cubos
1 pimentão verde grande
1 pimentão vermelho grande
1 cebola média
1 1/2 colher de sopa de óleo vegetal
2 colheres de chá de cominho
2 colheres de chá de pimenta em pó
1/2 colher de chá de orégano
1/colher de alho e sal

Processo: ,

Corte o tomate em pequenos pedaços. Tire as sementes e fatie o pimentão verde e o vermelho. Descasque e fatie a cebola.

Unte a panela elétrica com óleo e coloque todos os ingredientes nela. Misture bem até que os legumes estejam cobertos com as especiarias. Cubra com a tampa e cozinhe por 2 horas em alta temperatura, até que os vegetais estejam macios.

Quando cozido, sirva com pão de tortilha, abacate e creme azedo.

Bolo de Piña Colada

Faz: 6 porções

Ingredientes:

1 colher de chá de baunilha
1 xícara de farinha de trigo
1 ½ colher de chá de fermento em pó
1 (396 gramas) lata de creme de milho
1 (453 gramas) lata de abacaxi fatiado
2 colheres de sopa de óleo
1 xícara de coco ralado
1 xícara de leite de coco
Sorvete de baunilha

Processo:

Escorra o suco que vem na lata de abacaxi.

Espalhe o abacaxi na parte inferior da panela elétrica. Em uma tigela, coloque baunilha, farinha de trigo, fermento em pó, óleo, 1/3 xícara de creme de coco, 2/3 xícaras de suco de abacaxi, ½ xícara de coco. Misture bem até ficar homogêneo e cobrir o abacaxi na panela elétrica. Em uma panela, misture 1 xícara de leite de coco e creme de coco, mexa e leve a mistura para ferver. Despeje esta mistura na panela elétrica, tampe e cozinhe em fogo alto por 2-3 horas até ficar pronto.

Em uma assadeira, espalhe o restante do coco ralado e coloque no forno e asse até dourar.

Para montar esta sobremesa, na tigela, coloque uma colher grande do bolo, do abacaxi e do molho da panela elétrica. Cubra com sorvete de baunilha e polvilhe o coco torrado. Sirva imediatamente.

Curry Indiano de Feijão Vermelho

Faz: 10 copos

Ingredientes:

3 xícaras de feijão vermelho seco
1 cebola amarela média, picada
2 tomates médios, em cubos
(2 centímetros) Gengibre, descascado e picado
3 dentes de alho picados
5 pimentões verdes picados
3 cravos inteiros
1 (5 centímetros)canela em pau
1 colher de sopa de cominho
1 colher de sopa de pimenta vermelha em pó
2 colheres de sopa de sal
1 colher de chá de açafrão moído
1 colher de chá de garammasala
9 copos de água
½ xícara de coentro picado
Arroz de grão longo, cozido
1 xícara de iogurte natural

Processo:

Deixe o feijão de molho na água por 10 horas e leve-os para ferver na panela elétrica e cozinhe por 10 minutos em alta temperatura. Escorra a água e adicione os ingredientes, exceto coentro, arroz e iogurte.

Coloque a tampa, cozinhe em fogo alto por 11 horas até ficar macio e cremoso, mexa de vez em quando. Se os grãos ainda não estiverem macios, remova uma xícara de feijão da panela elétrica, misture completamente e coloque de volta.

Coloque o iogurte na panela elétrica e deixe-a descansar. Adicione o coentro, mexa e sirva quente com arroz.